www.ingramcontent.com/pod-product-compliance
Lightning Source LLC
Chambersburg PA
CBHW072152170526
45158CB00004BA/1613
9781077355033